DE LA

THORACENTÈSE

DANS LES

ÉPANCHEMENTS PLEURÉTIQUES SÉRO-FIBRINEUX

PAR

René PETITCUENOT

DOCTEUR EN MÉDECINE DE LA FACULTÉ DE PARIS

Ancien Externe des hôpitaux de Besançon

Ancien Prosecteur à l'École de médecine de Besançon

PARIS

IMPRIMERIE NOUVELLE (ASSOCIATION OUVRIÈRE)

11, RUE CADET, 11

—

1890

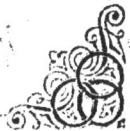

DE LA

THORACENTÈSE

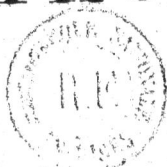

DANS LES

ÉPANCHEMENTS PLEURÉTIQUES SÉRO-FIBRINEUX

PAR

René PETITCUENOT

DOCTEUR EN MÉDECINE DE LA FACULTÉ DE PARIS

Ancien Externe des hôpitaux de Besançon

Ancien Prosecteur à l'École de médecine de Besançon

PARIS

IMPRIMERIE NOUVELLE (ASSOCIATION OUVRIÈRE)

11, RUE CADET, 11

1890

Te 77
443

A LA MÉMOIRE DE MA MÈRE

A MON PÈRE

A MON BEAU-FRÈRE, A MA SŒUR, A MON FRÈRE

A MON COUSIN, Monsieur l'abbé BOISSENIN

A MA TANTE, Madame veuve BÉJANIN

A MA TANTE, Madame veuve DORNIER

A MES COUSINS :

Monsieur HENRI BÉJANIN
Président de chambre à la Cour d'appel de Besançon,
Chevalier de la Légion d'honneur.

Monsieur le docteur VIRGILE DORNIER
Médecin major de 1ʳᵉ classe, Chevalier de la Légion d'honneur.

A MON PRÉSIDENT DE THÈSE

Monsieur le professeur LABOULBENE

Médecin des hôpitaux,
Membre de l'Académie de médecine, Officier de la Légion d'honneur

A MON CHER MAITRE

Monsieur le docteur ARMAND DESPRÉS

Chirurgien des hôpitaux,
Professeur agrégé de la Faculté de médecine,
Député du département de la Seine, Chevalier de la Légion d'honneur

A Monsieur le docteur DESNOS

Médecin des hôpitaux,
Chevalier de la Légion d'honneur.

DE LA THORACENTÈSE

DANS

LES ÉPANCHEMENTS PLEURÉTIQUES SÉRO-FIBRINEUX

I

Histoire de la thoracentèse.

L'idée de perforer la cavité thoracique pour retirer le produit d'un épanchement remonte à la plus haute antiquité. Si on en croit la légende, sa découverte serait un effet du hasard : Jason de Phérée, gravement malade de la poitrine, ayant un ulcère au poumon, aurait été accidentellement guéri pour avoir reçu dans le côté une blessure qui aurait facilité l'évacuation du pus contenu dans la plèvre. Euryphon de Cnide aurait également sauvé, par la ponction de la poitrine au fer rouge, Cinèsias, fils d'Évagoras, qui était sur le point de périr. Dans tous les cas, Hippocrate connaissait déjà la pleurotomie ou opération de l'empyème et la pratiquait soit à l'aide de l'instrument tranchant, soit à l'aide du fer rouge. Cette opération devait certainement se pratiquer souvent à cette époque, ses indications et son mode d'exécution étaient formels, ainsi que le prouvent ces fragments des aphorismes (Littré, page 517, tome IV) : « Les empyématiques et les hydropiques opérés par incision ou par cautérisation, si le pus et l'eau sont évacués tout d'un coup, périssent infailliblement. » « Quand on ouvre un empyème par cautérisation ou par incision, si le pus coule pur et blanc, les malades réchappent, mais s'il est sanguinolent, bourbeux et fétide, ils succombent. » (Littré, page 597, tome IV.) On retrouve également dans les six livres des Épidémies, dans les lieux affectés, dans le traité des maladies, une foule de passages ayant trait au pronostic de l'empyème, à son manuel opératoire, au lieu d'élection pour ouvrir le thorax. On y parle du procédé par incision ou par ustion, de l'application des canules d'étain mises dans la plèvre et qu'on raccourcit au fur et à mesure du besoin quand le poumon, reprenant un peu de volume, se rapproche des côtes.

Les disciples d'Hippocrate modifièrent le procédé sans renoncer à l'usage de l'opération. Quelques-uns eurent recours à la térébration de la quatrième côte comptée en commençant par en bas, et ce procédé resta en faveur jusqu'à Celse, où il est abandonné.

Galien remet en honneur les incisions et les cautérisations d'Hippocrate : « Ouvrez, dit-il, l'empyème entre les deux côtes et laissez couler le pus, ou bien perforez la poitrine avec un fer rouge, comme le font quelques praticiens. » Galien est aussi l'auteur d'un procédé nouveau qui constitue le premier pas vers la thoracentèse.

M. Bouchut cite un passage du traité des différentes pleurésies, qui ferait remonter jusqu'à Galien la découverte de la méthode aspiratrice. Dans les plaies de poitrine, pour évacuer les liquides que peut contenir la plèvre, Galien se sert d'un instrument qu'il nomme pyulque (de *puon*, pus, et *elko*, je retire), sorte de seringue aspirante munie d'une longue canule, destinée à pénétrer dans la plèvre. Après Galien, l'opération de l'empyème tombe en discrédit, les opérateurs manquent de hardiesse. Coelius Aurélianus, Léonidas d'Alexandrie, Aétius, Alexandre de Talles, Paul d'Égine en parlent peu. Ce sont les médecins arabes qui la remettent un moment en honneur. Sérapion pratique l'opération de l'empyème avec un fer rouge introduit entre deux côtes. Rhuzis ouvre la poitrine avec l'instrument tranchant ou avec le fer rouge, et, à l'exemple des Grecs, il fait des injections d'eau miellée pour délayer le pus. Avianne, Avenzoar agissent de même, mais Haly-Abbez et Abul-Kesenn sont des ennemis déclarés de cette opération.

Au moyen âge, les écoles de médecine tombent en décadence, on discute pour savoir lequel est préférable pour pénétrer dans la cavité thoracique du fer ou du feu, mais en somme on n'admet guère que la ponction soit pratiquée en dehors des lésions chirurgicales. On ne pratique plus l'empyème et l'opération tombe de nouveau dans l'oubli.

Au treizième siècle, Roland de Parmes et Guillaume de Salice font cette opération pour les plaies de poitrine compliquées d'un épanchement de sang et de pus. Au quatorzième siècle, Guy de Chauliac la pratique également, mais il recommande d'être très circonspect dans l'emploi de cette opération parce qu'elle est très dangereuse. Au seizième siècle on revient à la térébation des côtes alors presque abandonnées, et en même temps on conseille les injections ditusives. Jean Arculams revient tout à fait aux préceptes d'Hippocrate, il fait l'opération de l'empyème et emploie les injections de miel délayé dans l'eau et le vin. Peu à peu l'usage du fer rouge s'éteint : Médecins et chirurgiens semblent donner la préférence au bistouri. Cependant Paré emploie encore l'un et l'autre. Colombus fait la trépanation du sternum. Puis on voit revenir le procédé par succion de Galien à l'instigation de Jean de Vigo. On commence à se préoccuper davantage de l'introduction de l'air dans la poitrine, on modifie le manuel opératoire. Bontius, en 1658, pose le premier d'une manière positive la question. Il déclare ne pas redouter ce contact de l'air et considère les injections comme un moyen très suffisant pour combattre les conséquences qu'on parait craindre. Bartholin soutient la doctrine contraire. Il insiste pour qu'on ferme la plaie le mieux possible, pour qu'on évite à tout prix le contact de l'air. Scultet essaye timidement la succion et le premier, il recommande de faire un pli à la peau pour éviter le parallélisme de l'ouverture extérieure et interne, afin d'éviter l'introduction de l'air dans la poitrine. Jérôme Goulu, Zacutus Lusitanus, Lanzwerdin sont partisans de ce mode opératoire. Anel publie un livre sur l'art de sucer les plaies sans le secours de la bouche. C. G. Ludwig donne la description d'une nouvelle machine inventée par Breuer pour aspirer les fluides épanchés dans la poitrine avec une pompe et sans le secours de la bouche.

En 1694, Vincent Drouin emploie pour la première fois le trocart, importante modification d'où naît définitivement l'opération dite de la thoracentèse. A. Mick en devient le partisan, il se sert d'une aiguille mince. Pierre Dionis, Garengeot, Morand, Van Swieten, Charles Bell y ont recours. Van Swieten conseille fortement le trocart dans l'hydro-thorax.

Laënnec arrive, ses grandes découvertes (1819) changent complètement la face des choses. Les symptômes confus et inextricables de l'ancienne médecine disparaissent pour faire place à des éléments simples et positifs de diagnostic. L'auscultation est trouvée, elle devient un point d'appui sérieux pour la thoracentèse. Laënnec est partisan de cette opération, mais s'il l'accepte en principe, il déclare qu'après avoir eu plusieurs fois recours à la ponction, il n'a pu obtenir de succès durables. « Cette opération, dit-il, est sans inconvénients et soulage toujours momentanément le malade; mais aussitôt que le trocart est retiré, le parallélisme de l'ouverture de la peau et des muscles intercostaux est détruit, rien ne suinte plus par la plaie, qui se cicatrise complètement au bout de trois ou quatre

jours et la poitrine se remplit de nouveau. » G. Dupuy-
tren (1777-1839), dans ses leçons particulières sur la
pleurésie, donne l'idée de la canule à baudruche. Reybard en fait l'application en 1827. Dans le but d'empêcher l'entrée de l'air dans la poitrine, il invente sa
fameuse canule, restée si longtemps classique, et dont
Trousseau se servait exclusivement. Cet instrument se
compose d'un trocart et d'une canule ordinaires. A
l'extrémité inférieure de cette dernière, on applique un
petit cylindre en baudruche long de 15 à 20 centimètres, que l'on a soin de fixer avec un fil. En 1834,
Becker publie à Berlin une monographie sur cinq
exemples de thoracentèse pratiqués dans des cas de
pleurésies chroniques avec cet épigraphe : « *Melius est
anceps remedium quam nullum.* » En 1835, Thomas
Dawies pratique la thoracentèse chez les enfants avec
un trocart de petite dimension, sans employer aucun
appareil accessoire pour empêcher l'introduction de
l'air. En 1839, Schuh, de Vienne, Skoda sont très partisans de la thoracentèse. Schuh dit qu'elle est un
moyen de guérison radicale dans les cas d'épanchements thoraciques chroniques succédant ou non à une
période aiguë. Trousseau, en 1844, parle si bien en
faveur de la thoracentèse sans introduction de l'air,
que, dès lors, l'opération devient chaque jour plus fré-
quente. Jules Guérin fait de la thoracentèse une application de la méthode sous-cutanée, en pratiquant la
ponction de la plèvre avec un appareil spécial analogue
au pyulque de Galien. C'est une pompe aspirante de
son invention et qui est ajustée à la canule d'un trocart

aplati, muni d'un robinet et destiné à la ponction d'un espace intercostal. Roux, Chassaignac, inventeurs de procédés nouveaux, contribuent à l'extension de la thoracentèse, mais leurs efforts ne portent guère que sur la pleurésie purulente et sur les lavages de la plèvre. M. le professeur Potain, en imaginant son ingénieux système de siphon, nous montre tout le résultat qu'on peut attendre des lavages souvent répétés dans la pleurésie purulente. M. le docteur Blachez, frappé des désavantages de la ponction faite avec un gros trocart, suivant le procédé de Reybard, conseille vivement de se servir d'un trocart capillaire (du traitement des épanchements pleuraux, par la thoracentèse capillaire. *Gazette des hôpitaux*, 1867). Enfin, en 1869, la méthode du trocart à baudruche de Reybard est détrônée. M. le professeur Dieulafoy découvre l'aspiration par le vide préalable au moyen des ponctions capillaires Dès lors l'opération se généralise et, chaque jour, on enregistre de nouveaux succès. Du reste, je ne puis faire mieux ici que de rapporter les paroles de M. le professeur Dieulafoy : « C'est en janvier 1870, dans le service de M. Axenfeld, dont j'avais l'honneur d'être interne. Un malade atteint de pleurésie aiguë était entré salle Saint-Jean, hôpital Beaujon, avec un épanchement énorme qui siégeait du côté gauche. L'indication était urgente, le cœur fortement dévié. Je pratiquai la thoracentèse. L'opération fut des plus simples, je retirai 1,800 grammes de liquide ; le malade n'eut pas une seule quinte de toux, l'écoulement ne s'arrêta pas un seul instant, et quelques jours après cet homme pouvait

quitter l'hôpital en parfait état. Dès lors l'impulsion
est donnée, le trocart et la baudruche vont tomber dans
l'oubli et l'aspiration devient le procédé clinique de la
thoracentèse. »

L'aspirateur Dieulafoy est composé d'un corps de
pompe en cristal dans lequel on fait le vide préalable
au moyen d'un piston mu par une crémaillière. Ce
corps de pompe, dont la contenance varie suivant les
modèles, entre 50 et 250 grammes de liquide, est mis en
communication d'un côté avec la poitrine du malade par
un tube en caoutchouc, terminé par une aiguille creuse
capillaire destinée à faire la ponction, d'un autre côté
avec l'extérieur par un autre tube en caoutchouc destiné à vider l'appareil. Ces deux tubes se ferment à
volonté par des robinets situés près de leur communication avec le corps de pompe.

M. le professeur Potain a simplifié d'une façon fort
ingénieuse l'aspirateur Dieulafoy. L'aspirateur Potain
se compose : 1° d'un vaste flacon ou bocal quelconque
d'une contenance connue, et qu'il est, du reste, facile
de graduer au besoin. Sur le flacon est adapté un bouchon en caoutchouc traversé par une tige creuse métal-
lique à double conduit, communiquant avec le récipient ; à sa partie supérieure, elle se bifurque en deux
branches munies chacune d'un robinet E et D qui, suivant la direction qu'on leur donne, permettent de faire
le vide dans le vase par la pompe A, et au liquide d'entrer dans le récipient par le robinet E. Celui-ci com-
unique avec le trocart par un tube en caoutchouc
dont l'extrémité est munie d'un ajustage en verre E qui

permet de reconnaître la nature du liquide aspiré. L'extrémité de la canule est fendue en deux parties égales formant ressort, et, comme le trocart qui passe dans cette canule est muni en arrière de sa pointe d'une encoche où se place le bout de la canule formant pince, il en résulte que la canule n'offre aucune saillie et fait corps avec la pointe du trocart. La partie inférieure est munie d'un tube latéral qui s'ajuste avec le tube F, et d'un robinet qui intercepte l'entrée de l'air et permet de déboucher la canule sans que l'air extérieur y pénètre. Le robinet d'évacuation étant fermé, on applique au robinet D la pompe pour faire le vide dans le bocal. On ferme alors ce dernier robinet, on retire la pompe et son conduit et l'appareil est prêt. On pratique la ponction avec le trocart, on retire le poinçon, on ferme le robinet du trocart, on ouvre le robinet E et le liquide se précipite dans le flacon. L'appareil est muni de stylets correspondants au calibre de chaque canule et destinés à désobstruer celles-ci s'il y a lieu. Comme on le voit, le manuel opératoire de l'appareil Potain est très simple, et, grâce à ce jeu des robinets, on peut accélérer ou ralentir à volonté l'écoulement du liquide.

Mon vénéré président de thèse. M. le professeur Laboulbène, a modifié l'aspirateur Potain en faisant mettre sur les deux branches du bouchon deux robinets de forme différentes. L'un est carré, placé du côté du malade, et en rapport avec le trocart; l'autre robinet est arrondi et communique avec la pompe à air. Il est impossible de la sorte de faire une fausse manœuvre et d'envoyer de l'air dans la poitrine du malade. De plus,

M. Laboulbène a modifié l'extrémité de la gaine ou canule du trocart. Cette canule n'est pourvue que d'une seule fente, mais présentant des yeux latéraux qui permettent toujours l'écoulement facile du liquide pleural.

Telle est, en résumé, l'histoire de la thoracentèse. Hippocrate et ses descendants pratiquent exclusivement l'empyème à l'aide du bistouri et du feu. Galien fait le premier une timide tentative de la thoracentèse avec son pyulque. En 1694, l'invention du trocart par Vincent Drouin fait faire un nouveau pas à la thoracentèse. On pratique cette opération avec un trocart tantôt ordinaire, tantôt plus ou moins capillaire, muni ou non de baudruche. Trousseau se fait le défenseur acharné de cette opération, et, grâce à son énergie tenace, la thoracentèse entre de plus en plus dans la pratique médicale. Enfin, dernière période, en 1860, la thoracentèse, pratiquée à l'aide des aspirateurs Potain et Dieulafoy, devient une véritable opération de chirurgie journalière.

Après avoir passé par ces phases successives, l'empyème et la thoracentèse sont aujourd'hui deux opérations absolument distinctes. On donne le nom d'opération de l'empyème ou pleurotomie à l'opération qui consiste à faire, au moyen du bistouri, une incision plus ou moins large à la paroi du thorax, sans se préoccuper de l'introduction de l'air dans la cavité pleurale, tandis qu'on a conservé le nom de thoracentèse à la simple ponction de la poitrine au moyen du trocart.

II

Des indications de la thoracentèse.

La thoracentèse est urgente toutes les fois qu'il y a suffocation, menace d'asphyxie. Voici un pleurétique qui est cyanosé, qui a une respiration difficile, anxieuse, avec de la tendance à la syncope, à la lipothymie, il faut opérer immédiatement, sans retard, qu'il y ait fièvre ou non.

La thoracentèse s'impose encore formellement lorsqu'il y a un épanchement excessif. Les symptômes d'asphyxie, de gêne respiratoire peuvent manquer, et cependant la thoracentèse est aussi urgente que dans le premier cas. Ce sont ces épanchements excessifs qui, par la compression qu'ils exercent sur le poumon et le cœur, déterminent ces morts subites dont on retrouve de nombreux exemples dans l'histoire de la science.

Dans une leçon sur la thoracentèse, publiée dans la *Gazette des hôpitaux*, n° 84, année 1884, M. le professeur Potain insiste sur la nécessité d'opérer sans retard ces énormes épanchements, à marche rapide, survenant d'une façon insidieuse, ne gênant pas beaucoup le malade et par conséquent n'éveillant pas outre mesure son attention. Dans ce cas, le pleurétique n'éprouve souvent qu'un léger point de côté peu douloureux, un peu d'essoufflement en marchant, de l'anorexie, pas de fièvre, à peine une petite toux légère, et cependant on est tout surpris en examinant et en auscultant le malade de constater un énorme épanchement qui ne tarderait pas à le tuer rapidement si on n'intervenait pas à temps. M. le professeur Potain rappelle à ce sujet le fait suivant qui arriva au professeur Lasègue : « Certain jour il fut appelé en toute hâte auprès d'un de ses confrères, qui, disait-on, était dans un état très grave. Lasègue n'était pas chez lui; à son retour, il s'y rend aussitôt, et, à sa grande surprise, trouve son confrère à table en train de dîner. Celui-ci était complètement remis de l'indisposition subite avec perte de connaissance qu'il avait éprouvée une heure ou deux auparavant dans la rue. Néanmoins comme il se plaignait d'avoir eu quelque temps avant des douleurs dans le dos pour lesquelles on lui avait fait appliquer des emplâtres, Lasègue prend rendez-vous avec lui pour le lendemain. Le matin il arrive, il trouve son confrère au lit, le fait mettre sur son séant et cherche à l'ausculter. Mais le malade se tient mal; il veut le faire se redresser, il lui parle, pas de réponse. Il le regarde, il était mort; il avait succombé à un épanchement énorme qui occupait tout le côté gauche de la poitrine. » Ce fait est vraiment frappant, on pourrait même dire dramatique, il démontre d'une façon irréfutable la nécessité absolue qu'il y a de pratiquer immédiatement la thoracentèse dans tous les cas d'épanchements excessifs, c'est-à-dire toutes les fois que la plèvre contiendra, d'après les indications de M. Dieulafoy, 2 litres à 2 litres et demi de liquide. Pour évaluer la quantité de liquide épanché, les symptômes subjectifs et la dyspnée en particulier ne donnent que des indications trompeuses. Il n'est pas rare, au contraire, de voir des épanchements abondants occasionnant peu d'essoufflement. Trousseau, Andral, Landouzy nous en citent un grand nombre de cas.

J'ai eu l'occasion de voir un pleurétique qui avait une grande dyspnée, cependant ce malade n'avait qu'un léger épanchement qui céda en quelques jours à l'emploi des sudorifiques et des vésicatoires.

Voici cette observation.

OBSERVATION PERSONNELLE

Le 16 juin 1887, un de mes compatriotes, employé dans une grande maison de commerce de la capitale, vint me trouver haletant et essoufflé. Hier, me dit-il, j'ai eu très chaud dans mon magasin en portant des

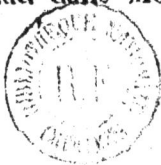

2

pièces de toile et j'ai bu deux grands verres d'eau
froide. Le soir, je suis monté sur l'impériale d'un tram-
way pour entrer chez moi. J'ai pris froid en route, j'ai
eu quelques petits frissons et un point de côté. Depuis
ce moment j'éprouve une vive douleur au-dessous du
sein gauche [qui m'empêche complètement de respirer.
En présence de cette dyspnée intense, et soupçonnant
quelque affection aiguë (pleurésie ou pneumonie) je lui
conseillai de rentrer immédiatement chez lui et de faire
appeler un médecin.

J'ai vu ce malade pendant toute sa pleurésie et voici
ce que j'ai observé avec le médecin qui le soignait :

Examen du malade le 17 juin 1887.

Le malade est âgé de vingt-deux ans, il n'a jamais eu
de maladies sérieuses et a toujours joui d'une bonne
santé, pas d'antécédents héréditaires, pas de syphilis,
urines normales. L'état n'a pas varié depuis la veille,
la dyspnée est toujours vive, la douleur au-dessous du
sein gauche subsiste aussi vive, le malade tousse d'une
petite toux sèche et quinteuse, pas d'expectoration. La
nuit a été mauvaise et agitée, le malade se plaint de
n'avoir pu reposer pendant la nuit. Examen de la poitrine, rien d'anormal à l'inspection ; à la palpation, les
vibrations thoraciques du côté droit sont normales.
Du côté gauche, elles sont sensiblement diminuées,
surtout à la partie postérieure et inférieure ; à la percussion, le côté droit présente une sonorité normale,
du côté gauche, on constate, surtout en arrière, et dans
le tiers inférieur de la poitrine de la matité. A l'aus-

cultation, du côté droit, respiration normale, du côté
gauche et en arrière, respiration sensiblement dimi-
nuée et obscure dans le tiers inférieur, on entend également, à l'inspiration, dans cette partie et quand on
fait tousser le malade, une bouffée de roncus sous-
crépitants fins. La voix est un peu tremblottante, pas
de pectoriloquie aphone, les sommets sont sains sans
lésions tuberculeuses. Le cœur est sain, les claque-
ments des valvules se font normalement sans bruit de
souffle; l'organe n'est pas déplacé, foie normal; système nerveux, système génito-urinaire sains; du côté
du tube digestif, langue sale, saburale, manque d'appétit,
constipation, la température est de 38,5, le pouls est
assez fréquent en rapport avec la dyspnée respiratoire.

En présence de ces signes, on diagnostique une
pleurésie gauche légère avec peu d'épanchement. Le
peu d'étendue de la matité et l'absence de tout déplacement du cœur n'indiquant pas l'urgence d'une ponction, on prescrit le repos au lit, régime lacté, tisane
pectorale, application d'un large vésicatoire en arrière
et à gauche, une pilule d'opium pour la nuit, pour le
lendemain matin un verre d'eau de Sedlitz.

Le lendemain, amélioration sensible, la respiration
tend à devenir plus régulière, diminution de la dyspnée, le malade se plaint beaucoup moins de la douleur
qu'il éprouvait sous le sein gauche.

En raison du vésicatoire, on n'ausculte pas le malade
en arrière; en avant, respiration toujours obscure dans
le tiers inférieur gauche. Les jours suivants, pas de
changement notable.

Le 20 juin, le vésicatoire est à peu près sec et cet état permet d'ausculter avec soin le malade. Du côté côté gauche et à la base, il y a toujours absence de murmure respiratoire, matité dans la même étendue, l'épanchement est demeuré à peu près stationnaire, le malade est sans fièvre, tousse toujours un peu, commence à avoir de l'appétit et demande à manger. On prescrit un nouveau vésicatoire et une alimentation légère.

Six jours après, le 20 juin, on ausculte de nouveau le malade; la respiration est toujours obscure à gauche et l'épanchement se résout mal. On prescrit une infusion de feuilles de jaborandi.

A la suite de l'administration de ce sudorifique; le malade est pris de sueurs profuses; on est obligé de le rechanger plusieurs fois. Le malade est très affaibli et a une syncope. Pour le soutenir, on lui donne du bouillon, un peu de vin de Bordeaux, une potion de Todd.

Les jours suivants, on ausculte de nouveau le malade, on constate que peu à peu le murmure vésiculaire tend à reparaitre à la base gauche; de ce côté, la poitrine est également plus sonore à la percussion.

L'amélioration continue, mais le malade est affaibli, anémié; on lui prescrit des toniques, du vin de quinquina, du phosphate de chaux, des pilules de proto-iodure de fer.

Au milieu du mois de juillet, le malade entre en convalescence.

J'ai eu l'occasion de le revoir plusieurs fois, il se porte bien et a toujours joui d'une bonne santé depuis cette époque.

La dyspnée est donc un signe trompeur, mais à côté d'elle n'avons-nous pas l'inspection, la palpation, la percussion, l'auscultation qui peuvent nous donner des indications précieuses sur la quantité de liquide épanché et, par conséquent, sur la nécessité de pratiquer d'urgence la thoracentèse. Je ne veux pas discuter ici la valeur de ces différents signes, tels que diminution des excursions du thorax, absence de murmure vésiculaire, égophonie, pectoriloquie aphone, etc. Je me contenterai seulement de passer en revue ceux d'entre eux qui me paraissent les plus propres à éclairer le diagnostic, et à provoquer une intervention. Un de ces signes nous est fourni par la palpation, il consiste dans l'abolition ou mieux dans la diminution des vibrations thoraciques. Monneret accorde une très grande valeur à ce signe, il est fait un élément de diagnostic entre la pneumonie et la pleurésie. Malheureusement ce signe est souvent difficile à constater. Chez la femme en particulier, il est très difficile d'apprécier les vibrations thoraciques, car, même à l'état normal, elles sont nulles ou peu sensibles, j'ai eu l'occasion de vérifier plusieurs fois ce fait dans le service de M. le professeur Laboulbène; une seule fois, j'ai pu constater exactement et d'une façon sensible l'augmentation des vibrations thoraciques chez une jeune fille qui était atteinte de pneumonie double. Même chez l'homme, il ne faut pas oublier les variétés individuelles; à l'état normal, tous les thorax ne sont pas également aptes à vibrer pendant la phonation. Les vibrations se perçoivent mieux chez l'homme à voix grave que chez l'individu qui, avec des parois molles et flasques, possède une voix aiguë.

Un autre signe est fourni par la percussion, je veux parler de la matité. Pour M. Bouilly, la matité est un signe de premier ordre dans le diagnostic de l'épanchement pleurétique, mais pour cela elle doit présenter certains signes spéciaux. Ces caractères, les voici : « La matité doit être dure, absolue, avec perte complète de l'élasticité, sensation douloureuse sous le doigt percuté. Il existe un point du thorax où la matité devient un signe précieux de diagnostic, je veux parler de l'espace de Traube. L'espace semi-lunaire de Traube présente à l'état normal une sonorité tympanique. Cette région sonore s'étend du bord gauche du sternum au niveau des cinquième et sixième cartilages costaux jusqu'à 9, 11 centimètres en arrière de l'extrémité antérieure des neuvièmes ou dixièmes côtes, il est limité en bas par le rebord costal; en haut par une ligne courbe à convexité supérieure. La matité de cette région est un très bon signe d'épanchement pleural gauche, elle différencie nettement la pleurésie de la spléno-pneumonie gauche.

Le déplacement des organes voisins constitue un troisième signe. Du coté gauche, c'est une déviation du cœur, facilement constatable par l'absence des battements à la main et le maximum des bruits de la pointe qu'on entendra plus ou moins loin de leur place normale. Du même côté, la matité de la rate, imperceptible à l'état normal, indique son refoulement par le liquide et confirme le déplacement du cœur. A droite, l'abaissement du foie qui fait saillie au-dessous des fausses côtes, est un signe de la présence du liquide. M. le professeur Dieulafoy n'attache qu'une importance relative à l'abaissement du foie, mais il considère la déviation du cœur comme un signe de premier ordre dans le diagnostic de la pleurésie gauche avec épanchement. Voici, du reste, ce qu'il écrit dans son *Traité de pathologie interne*, tome I⁰ : « Pour les épanchements du côté gauche, la déviation du cœur constitue un signe sur lequel je ne saurais trop insister. Cette déviation du cœur se perçoit à la vue, au toucher et surtout à l'auscultation. Ce qui se dévie, ce n'est pas seulement la pointe du cœur, c'est le cœur tout entier, et, en changeant de position, il change en même temps ses rapports avec la paroi thoracique, car il subit un mouvement de torsion. Pour constater la déviation du cœur, il faut donc chercher le point maximum de la systole cardiaque, et mes nombreuses observations me permettent de conclure approximativement que ce point maximum atteint déjà le bord gauche du sternum avec un épanchement gauche de 5 à 600 grammes, il atteint le bord droit du sternum avec un épanchement de 1,200 grammes, il est entre le sternum et le mamelon droit avec un épanchement de 1,800 à 2,000 grammes, c'est le moment où il faut pratiquer la thoracentèse. »

En 1886, M. le docteur Tripier, dans une communication faite à la Société médicale de Lyon, a attiré l'attention sur la fluctuation vibratoire comme signe précieux pour diagnostiquer un épanchement. Pour l'obtenir, il est nécessaire d'ébranler une grande quantité de liquide avec la main et de pratiquer en même temps la palpitation et la percussion.

Tous ces signes réunis fournissent les éléments du diagnostic et permettent en général d'apprécier l'abondance de l'épanchement. De leur constatation découle l'indication formelle de pratiquer immédiatement la thoracentèse, surtout lorsqu'il s'agit d'épanchements siégeant du côté gauche, le refoulement du cœur constituant à lui seul un danger immédiat de mort.

Cependant certaines affections telles que la spléno-pneumonie, certaines pneumonies massives, les tumeurs intra-thoraciques, les kystes hydatiques simulent parfois un épanchement abondant de la plèvre et peuvent tromper le meilleur clinicien. Aussi une bonne méthode consiste-t-elle à faire une ponction exploratrice à l'aide d'une aiguille de Pravatz, et si on retire du liquide, on l'examine au microscope pour voir s'il ne renferme pas des crochets. A côté de ces cas où la thoracentèse est si urgente, il y en a d'autres où l'épanchement n'est que de moyenne intensité. Ici, le cœur, la rate, le foie ne sont pas ou sont à peine déplacés, la plèvre n'est qu'à moitié pleine. La matité, l'absence de murmure vésiculaire ne remontent pas au-dessus de la moitié inférieure du thorax.

Le danger n'est plus immédiat, la thoracentèse n'est plus d'une urgence absolue, elle est discutable. N'était-ce pas là le cas de ce pleurétique dont j'ai rapporté l'observation un peu plus haut, son épanchement n'était pas très abondant, on se contenta de lui prescrire deux vésicatoires et une infusion de jaborandi ; au bout d'un mois, il n'y avait plus trace de son épanchement. Dans des cas de ce genre on peut, sans crainte d'être traité d'imprudent, essayer l'emploi de moyens médicaux pour résoudre l'épanchement; il faut avouer cependant que ceux-ci ne sont que d'une efficacité bien douteuse.

Les dérivatifs intestinaux, les drastiques sont depuis longtemps complètement délaissés. Viennent ensuite les révulsifs. Les ventouses scarifiées, les sangues ont surtout diminué la douleur et l'acuité du point de côté. Les vésicatoires sont également inutiles, et si souvent le médecin les prescrit c'est plutôt pour ne pas déroger à un vieil usage et pour satisfaire son malade qui se croirait perdu si on ne lui en ordonnait pas; pour ma part, je ne crois pas que le vésicatoire puisse résoudre le moindre épanchement. Son seul avantage est celui de tous les autres révulsifs, calmer la douleur. D'autre part, le vésicatoire est très gênant, il empêche pendant une série de jours tout examen sérieux de la poitrine, on ne peut plus se rendre exactement compte de ce qui se passe dans le côté malade, de ce que devient l'épanchement; souvent, aussi, on tombe sur des sujets dont les reins sont malades, et on leur donne des néphrites cantharidiennes de la plus grande gravité. Si on veut employer les révulsifs, pourquoi ne pas se servir des badigeonnages de teinture d'iode qui ont tous les avantages du vésicatoire sans en avoir les inconvénients.

Les sudorifiques, le jaborandi et son alcaloïde la pilocarpine ont été beaucoup employés, il y a quelques années; aujourd'hui, ils sont à peu près délaissés à cause de leur action des plus infidèles. En dernier lieu, viennent les diurétiques, le régime lacté, la digitale, la scille. Je ne crois pas que ces substances soient d'un grand secours pour résorber l'épanchement, cependant c'est à elles que je donnerais encore la préférence.

J'ai vu employer le régime lacté, la scille et la digitale pour une pleurésie avec épanchement moyen dans le service de M. le professeur Laboulbène, le malade a bien guéri. Voici son observation.

OBSERVATION PERSONNELLE

R. E., trente-deux ans, typographe, se présente à la consultation de l'hôpital de la Charité le 13 janvier 1890. Il tousse beaucoup, dit-il, et a perdu l'appétit depuis une quinzaine de jours. Un externe du service l'ausculte et constate une pleurésie gauche avec épanchement, admission d'urgence, n° 1, salle Rayer.

Examen du malade à la visite du 14. Ce malade jouit d'habitude d'une bonne santé, pas d'antécédents héréditaires, pas de maladies antérieures, à part un rhumatisme articulaire à l'âge de six ans qui n'a pas laissé de traces. Il y a une quinzaine de jours, ce malade a commencé à tousser et a perdu l'appétit. Il a éprouvé à ce moment une vive douleur névralgique dans l'hypocondre gauche sans point de côté, sans frissons. De sa propre initiative, il a pris quelques sirops calmants et s'est appliqué un vésicatoire du côté gauche. A la suite de cette médication, ne voyant pas son état s'améliorer il se décide à entrer à l'hôpital.

Examen de la poitrine, rien à signaler à la simple inspection, pas de déformation. A la palpation on constate une diminution sensible des vibrations de la poitrine dans le tiers inférieur du côté gauche A la percussion, matité presque absolue dans la même étendue. Le son skodique n'est pas constaté dans la région sous-claviculaire. En auscultant le malade, on n'entend pas la respiration dans la région de la base gauche, on constate également la présence d'un souffle voilé, lointain; en remontant et en portant l'oreille de plus en plus haut, la respiration se fait peu à peu entendre d'une façon plus nette et, au sommet, elle est absolument normale, sans aucun bruit morbide; du côté droit, on ne trouve aucune lésion. L'auscultation de la voix à la base gauche donne de l'égophonie et un peu de pectoriloquie aphone. Le nombre des respirations est normal, pas de dyspnée. Examen du cœur: le cœur n'est pas déplacé, ses battements sont réguliers, pas de lésions organiques, pas de bruit de souffle, pouls normal, pas d'œdème des membres inférieurs. Tube digestif sain, sans constipation, ni diarrhée, foie, rate normaux. Rien de spécial du côté du système nerveux; du côté des voies urinaires, pas d'albumine, de sucre dans les urines, pas de fièvre, température peu élevée : 38,4, 38,8.

En raison de ses différents symptômes observés (matité, absence de vibrations et de murmure vésiculaire, bruit de souffle voilé à la base gauche), on diagnostique une pleurésie légère du côté gauche avec épanchement de liquide. Le malade est mis à la diète lactée et il prend une pilule de scille et de digitale de 25 centigrammes chaque.

Le 17 janvier le malade va mieux, la respiration est moins obscure, le bruit du souffle a de la tendance à disparaître. Les urines ont augmenté de quantité, la moyenne est actuellement de 3 litres par jour. L'appétit revient et le malade demande à manger. On lui donne deux portions. Le 3 février, à l'auscultation, on constate que le murmure vésiculaire est presque normal à la base gauche, il y a seulement en avant quelques frottements produits par des fausses membranes; on prescrit sur ce point deux badigeonnages de teinture d'iode. Les jours suivants, l'amélioration ne fait que progresser et, le 6 février, le malade demande à quitter l'hôpital.

Dans cette observation, la décroissance de l'épanchement s'est faite naturellement et sa résorption a été rapide. Il n'en est pas toujours de même, dans certains cas l'épanchement, après être resté stationnaire pendant quelque temps, augmente tout d'un coup ; c'est pourquoi il faut examiner et ausculter avec le plus grand soin, chaque jour, les pleurétiques. Malheureusement, on ne le fait pas toujours, surtout lorsqu'on a tapissé la poitrine de son malade de vésicatoires, on craint de le déranger, on ne l'ausculte pas. Si on l'ausculte, le vésicatoire, le bandage de corps sont gênants et on entend mal ce qui se passe dans la poitrine. L'épanchement peut augmenter rapidement en quelques heures, et déterminer encore dans ces cas, surtout lorsqu'il s'agit de pleurésies gauches, des morts subites auxquelles on ne s'attendait pas. Dans ces épanchements moyens, il ne faut pas s'attarder trop longtemps aux moyens médicaux. Si, au bout de huit ou dix jours, on n'obtient pas de résultat, si on constate que l'épanchement ne se résout pas, il ne faut pas hésiter ou céder à un malade pusillanime, il faut pratiquer la thoracentèse, en choisissant autant que possible un moment de défervescence. En laissant séjourner trop longtemps du liquide dans la plèvre, on s'expose à une foule d'inconvénients : les organes déplacés contractent des adhérences et perdent leur situation normale, le poumon congestionné n'a plus sa souplesse, son élasticité normales, il prend une sorte de rigidité qui s'oppose à l'entrée de l'air, il s'atrophie ; l'hématose, la respiration sont compromises, et de là à la chronicité et à la purulence il n'y a qu'un pas. Les fausses membranes, les adhérences se développent, s'organisent, constituant des loges multiples, séparées, qui rendent souvent l'évacuation du liquide beaucoup plus difficile.

III

Manuel opératoire de la thoracentèse.

1° *Choix d'un instrument.* — Depuis les ingénieuses inventions de MM. les professeurs Potain et Dieulafoy, le trocart Reybard est aujourd'hui complètement délaissé et on ne se sert plus, dans la pratique journalière, que des appareils aspirateurs. Les fabricants d'instruments ont fait un grand nombre d'aspirateurs de modèles différents. L'aspirateur Potain est celui qui est le plus généralement employé. Cet instrument est très simple, la disposition du trocart empêche toute entrée de l'air dans la plaie, le jeu des robinets permet à l'opérateur de régler et d'arrêter à son gré l'écoulement du liquide. Je pense qu'il est préférable d'avoir une canule avec une seule fente et des yeux latéraux. (Canule de M. le professeur Laboulbène). J'aurai l'occa-

sion de revenir un peu plus loin sur les avantages de
cette modification.

2° *Du lieu d'élection.* — Ici, les avis sont partagés.
Trousseau, dans ses leçons cliniques, conseillait de
faire la ponction dans la sixième ou septième espace
intercostal à 4 ou 6 centimètres du bord externe du
muscle grand-pectoral, c'est-à-dire dans la ligne
axillaire.

M. Dieulafoy conseille de pratiquer la ponction dans
le huitième espace intercostal sur le prolongement de
l'angle inférieur de l'omoplate; mais la plupart des
praticiens préfèrent, avec Trousseau, ponctionner sur
la ligne de l'aisselle, où les parties molles et les fausses
membranes sous-jacentes sont moins épaisses; dans le
septième espace intercostal, s'il s'agit d'une pleurésie
gauche, dans le sixième si l'épanchement siège à droite,
afin d'éviter la blessure du foie. Dans tous les cas, je
crois qu'il faut rechercher avec soin l'endroit présentant sous le doigt qui percute le son le plus obscur, la
matité la plus absolue; c'est en pratiquant la percussion
avec grand soin, place par place, suivant même des
lignes mathématiques, qu'on arrivera à trouver le lieu
d'élection, l'endroit précis où on devra enfoncer le trocart pour pénétrer sûrement dans l'épanchement.

3° *Soins antiseptiques avant l'opération.* — L'antiseptie doit porter sur trois points : 1° sur les mains de
l'opérateur; 2° sur le trocart dont l'opérateur se sert;
3° sur le malade lui-même. Dans une leçon faite à l'hô-

pital de la Salpêtrière au mois de mai 1883, M. le docteur Terrillon a beaucoup insisté sur les soins minutieux de propreté et d'asepsie qu'on doit apporter dans toute opération chirurgicale, même la plus bénigne. Je ne puis faire mieux ici que de m'inspirer des leçons de ce chirurgien, qui est un de ceux qui, en France, pratiquent l'antisepsie d'une façon rigoureuse.

Avant de pratiquer la thoracentèse, l'opérateur doit laver et savonner ses mains dans de l'eau tiède, il doit se servir de la brosse à ongles, la passer et la repasser plusieurs fois dans les interstices et dans les rainures de ses ongles, nids à microbes par excellence. Cela fait, il essuie ses mains et les plonge pendant quelques instants dans une solution antiseptique (solution de sublimé au millième). Pendant ce temps, les aides nettoient avec soin la canule et le trocart qui vont servir à l'opération. Une bonne méthode consiste à flamber ces instruments, puis à les plonger dans une solution antiseptique. M. Terrillon insiste aussi particulièrement sur la désinfection des instruments par l'eau bouillante. Les expériences de M. Pasteur, puis de M. Roux ont démontré, en effet, que l'eau à 100 degrés détruit tous les microbes pathogènes. Quelques-uns, il est vrai, résistent à cette température, mais ils perdent la faculté de se développer rapidement.

Les instruments étant rendus aseptiques par ces différents moyens, on les place dans une solution de sublimé où ils restent jusqu'au moment de l'opération. M. le professeur Trélat préfère l'emploi d'une solution de biiodure de mercure, cette substance est aussi anti-

septique que le sublimé, elle a de plus l'avantage de
ne pas ternir et oxyder comme lui les instruments.
Pour détruire à fond tous les germes morbides, M. le
professeur Debove plonge l'aspirateur tout entier trocart et tubes dans une étuve portative de son invention
et chauffée à 140 degrés.

Le malade lui-même ne doit pas être négligé et on
lave à l'eau tiède et au savon la portion du thorax sur
laquelle on doit opérer, un second lavage est ensuite
fait avec la solution de sublimé, on peut également
faire un troisième lavage à l'éther pour dissoudre les
matières grasses et sébacées, produits des glandes de la
peau.

De cette façon on a ainsi débarrassé la peau des
poussières et des micro-organismes qui peuvent siéger
à sa surface. Enfin, dernière précaution, on laisse à nu
sur la peau plusieurs compresses de tarlatane imbibées
de sublimé, qu'on retirera seulement au moment d'enfoncer le trocart.

Tous ces petits détails peuvent, au premier abord,
paraître excessifs ; ils n'en ont pas moins une grande
importance. Beaucoup de médecins sérieux n'ont-ils
pas accusé la thoracentèse de provoquer la purulence
du liquide. M. le professeur Dieulafoy lui-même, dans
son *Traité de l'aspiration des liquides morbides,* publié
en 1872, dit : « Je ne veux pas nier le fait, mais je ne
l'ai jamais observé, et quand il s'est produit, il est permis de se demander s'il n'est pas une coïncidence de
cause à effet. » A cette époque, les grandes découvertes
microbiennes n'étaient pas encore faites et l'on ne

pratiquait pas l'antisepsie en chirurgie. Peut-être n'était-on pas toujours très aseptique lorsqu'on pratiquait la thoracentèse, et quelquefois, en introduisant un trocart plus ou moins propre dans la plèvre, risquait-on de transformer un épanchement séro-fibrineux en une pleurésie purulente. Je ne veux pas dire par là qu'il faille mettre sur le compte de la malpropreté tous les faits de ce genre ; la tuberculose a certainement sa grande part de responsabilité dans ces transformations purulentes.

Je ne puis aller plus loin sans rapporter ici une observation de pleurésie séro-fibrineuse d'apparence légère, qui, très rapidement, dans l'espace d'une huitaine de jours, après une première ponction, devint rapidement purulente et finit par entraîner le malade. La rapidité avec laquelle eut lieu cette transformation n'a pas été sans laisser un doute dans mon esprit, et je me suis toujours demandé si ce malade n'a pas été victime de quelque négligence antiseptique.

OBSERVATION PERSONNELLE

Au mois de novembre 1888, un jeune homme âgé de vingt ans, garçon épicier, se présente à la consultation de l'hôpital de la Charité, se plaignant de tousser et d'avoir, depuis quelques jours, perdu l'appétit. M. le docteur Desnos le reçoit et il entre salle Laënnec, n° 13.

Le lendemain, à la visite, examen du malade qui a toujours joui jusqu'à cette époque d'une bonne santé, pas
de maladies antérieures, pas d'antécédents héréditaires. A la palpation vibrations thoraciques abolies
dans la moitié inférieure de la poitrine du côté droit,
matité dans la même étendue; à l'auscultation, absence
de murmure vésiculaire dans le tiers inférieur ; en remontant, diminution marquée et léger bruit de souffle
lointain ; en avant, sous la clavicule, pas de son skodique
du côté gauche, respiration normale un peu exagérée.
Sommets des deux poumons sains, par de lésions tuberculeuses. En présence de ces signes, on diagnostique
une pleurésie séro-fibrineuse du côté droit avec épanchement moyen et on pratique une ponction, on retire
un litre de liquide jaune citron, mais le malade tousse,
se sent fatigué et on est obligé de retirer le trocart.

Le lendemain, pas de changement notable ; on entend
un peu mieux le murmure vésiculaire dans le tiers
moyen du côté droit. Le troisième jour, le malade se
sent pris de frisson, il a de la fièvre, un peu de délire,
perte totale d'appétit; la température monte à 39 degrés.
A l'auscultation, on constate que l'épanchement s'est
reproduit en plus grande abondance; on n'entend plus
la respiration dans la moitié inférieure du côté droit;
on fait une nouvelle ponction et on retire un liquide
qui n'a pas le même aspect que celui de la première
thoracentèse; il est jaunâtre, assez semblable à du
bouillon trouble mal lié; il y a en suspension dans la
masse liquide une grande quantité de petits grumeaux
blanchâtres.

A partir de ce moment, la maladie ne fait qu'empirer ; l'état général devient de plus en plus mauvais, présentant les allures d'une fièvre infectieuse ; frissons continuels, inappétence, prostration, délire, langue fuligineuse, pouls fréquent, température élevée, 40, 40 degrés 5 dixièmes, dyspnée intense.

Deux jours après, on fait une nouvelle ponction ; on tire cette fois une centaine de grammes d'un liquide absolument purulent.

En présence de la nature de cet épanchement et de l'état général grave qui l'accompagne, on pratique l'empyème de la poitrine. A la suite de cette opération, le malade eut des alternatives de mieux et de mal ; finalement, la situation s'assombrit de plus en plus. Malgré les toniques énergiques qui furent administrés (fer, quinquina, alcool, poudre de viande, etc.), malgré tous les pansements et lavages antiseptiques qui furent faits dans la suite, le malade ne put résister aux frais d'une longue et abondante suppuration ; deux mois après son entrée à l'hôpital, il succombait, arrivé au dernier terme de la cachexie.

Cette observation ne renferme-t-elle pas tout un enseignement? Voilà un malade avec une pleurésie en apparence légère, sur laquelle on {pouvait presque porter un pronostic favorable, qui, à la suite d'une première ponction, sans qu'on ait constaté le moindre signe de tuberculose, devient rapidement purulente. Il m'est permis de dire, qu'en présence de faits de ce genre, on ne saurait trop recommander l'aseptie lorsqu'on pratique la thoracentèse.

OPERATION

Les soins antiseptiques sont terminés. Quelle doit être la position du malade pendant l'opération ? Ici encore, les avis sont partagés : M. Dieulafoy le fait asseoir sur le lit, les deux bras tendus en avant, et il n'opère dans la position horizontale que les sujets pusillanimes, anémiés. Pour M. V. Vidal, la position horizontale est préférable dans tous les cas, à la position assise ; elle est plus commode pour le médecin, moins fatigante pour le malade ; elle peut préserver de la syncope, enfin elle permet d'être moins scrupuleux sur le choix de l'espace intercostal à traverser, le point le plus déclive de la plèvre ne se trouvant plus à la base du thorax, mais sur toute l'étendue de la ligne horizontale. M. Desnos conseille d'opérer dans le décubitus horizontal ou demi-horizontal, position qui prédispose moins à l'anémie cérébrale et partant à la syncope. Pour mon compte personnel, je ne pense pas qu'il y ait lieu de choisir une méthode plutôt que l'autre ; il est certain que, si on a affaire à un malade pâle, anémié, affaibli, déjà mal disposé avant l'opération, on a tout lieu de craindre une syncope, et on doit opérer dans la position horizontale. En dehors de ce cas, il me semble qu'il n'y a pas de règle bien précise, et qu'on peut opérer le malade assis, quitte à lui faire reprendre la position horizontale, s'il survient pendant l'opération quelque incident, toux, dyspnée, douleur de côté. Du reste, les appareils aspirateurs forcent le liquide à sortir de la plèvre, quelle que soit l'attitude du malade.

Le point où on veut appliquer la ponction étant reconnu, l'opérateur prend avec la main droite le trocart (aiguille n° 2), dont la pointe a été enduite au préalable d'un liquide gras antiseptique (vaseline boriquée ou huile phéniquée). Il tend la peau de l'espace intercostal avec l'index et l'auriculaire de la main gauche, et place le doigt médius au milieu du même espace. L'ongle de ce dernier doigt sert de conducteur au trocart qu'on enfonce à une profondeur de 2 à 3 centimètres. Une bonne méthode consiste à diriger la pointe de l'instrument un peu en haut, de façon à ne pas aller butter contre la côte. L'aiguille est ensuite retirée et on ouvre le robinet qui met en communication la plèvre avec le flacon récepteur où le vide a été fait préalablement. L'écoulement du liquide doit se faire très lentement et, de plus, si le malade manifeste la moindre gêne, s'il tousse, s'il éprouve de la douleur dans le côté, il faut immédiatement fermer le robinet et arrêter ainsi l'écoulement du liquide, tout au moins momentanément. Une fois l'opération terminée, on retire le trocart et on applique immédiatement sur la petite plaie un morceau de baudruche désinfecté préalablement qu'on fixe avec du collodion.

IV

Accidents de la thoracentèse.

Les accidents de la thoracentèse sont d'ordres différents. Les uns surviennent pendant l'opération et peuvent être dûs à un procédé opératoire défectueux. Je
citerai en premier lieu la piqûre de la côte, accident
qu'il est très facile d'éviter lorsqu'on a soin d'enfoncer
le trocart exactement dans l'espace intercostal, la
pointe dirigée un peu en haut et qui ne présente, par
lui-même, aucune gravité. Tout au plus pourrait-on
penser à quelque ostéo-périostite consécutive, si on
avait eu l'imprudence de se servir d'un instrument
malpropre, particulièrement chez un tuberculeux. La
blessure de l'artère intercostale n'est guère possible,
étant protégée directement par le rebord de la côte
correspondante. On a signalé aussi la blessure du foie,

qui n'offre aucun danger et s'accompagne quelquefois,
comme dans toutes les lésions hépatiques, d'une douleur passagère à l'épaule droite. On a parlé aussi de la
piqûre du diaphragme. Ch. Bernard cite même une pé-
ritonite consécutive à la perforation du diaphragme.
Chez les enfants, le diaphragme remonte relativement
plus haut que chez les adultes, aussi faut-il chez l'en-
fant choisir un espace intercostal un peu plus élevé.
Récemment, M. Vergely (*Revue des sciences médicales*,
tome XX, page 535), a publié un cas dans lequel la
ponction, faite trop en avant, a perforé le péricarde. La
blessure du poumon est également très rare, on ne se
sert plus aujourd'hui que de trocarts de petit calibre.
Les lésions du poumon sont dans ces cas absolument
inoffensives, c'est à peine si on constate quelques cra-
chats spumeux teintés de sang.

A côté de ces accidents qui n'offrent par eux-mêmes
aucune gravité, il en est d'autres beaucoup plus sérieux qui surviennent soit pendant la thoracentèse,
soit pendant les premières heures qui suivent cette
opération et qui amènent quelquefois des morts subites. On pratique une thoracentèse, le liquide de
l'épanchement s'écoule d'une façon continue, tout
semble bien marcher lorsque tout à coup le malade a
une toux quinteuse, fatigante, opiniâtre ; en même
temps, il éprouve un sentiment de douleur constrictive
de la paroi thoracique ; quelques instants se passent,
puis la toux, l'opression augmentent, suivies d'une
expectoration séro-albumineuse, tantôt peu abondante,
tantôt pouvant aller jusqu'à deux litres. Généralement

ces symptômes inquiétants ne tardent pas à disparaitre si on a soin d'arrêter immédiatement l'opération; quelquefois cependant on a vu les malades pris d'une dyspepsie intense succomber rapidement par asphyxie.

En 1873, MM. Béhier et Liouville ont fait à la Société de biologie une communication sur une mort rapide survenue par asphyxie quatre heures après la thoracenthèse, dans un cas de pleurésie gauche; l'autopsie fut faite, on constata une congestion et un œdème aigu du poumon. La même année, M. Dumont-Pallier fait une communication du même genre; il pratique la thoracentèse chez un malade atteint de pleurésie secondaire et la mort par asphyxie survient quelques heures après; à l'autopsie, congestion et œdème pulmonaires. Dans sa thèse de doctorat sur l'expectoration albumineuse, M. le docteur Terrillon cite aussi le cas d'un jardinier à qui M. Gombault pratiqua la thoracentèse et qui mourut par asphyxie quelques instants après l'opération. A côté de ces morts par asphyxie, il y a des cas où la mort survient brusquement par syncope. En 1875, M. le docteur Besnier communique à la Société médicale des hôpitaux l'observation d'une dame âgée de quarante-trois ans à qui il pratique la thoracentèse et qui meurt subitement par syncope au milieu de l'opération. La même année Lagrenée publie l'observation d'un homme de cinquante-deux ans qui meurt par syncope quatre heures après l'opération.

Bien des facteurs entrent en ligne de compte pour expliquer ces différentes morts subites. En premier lieu, dans un certain nombre de cas, il est facile de constater par l'autopsie que la mort subite par syncope est le résultat d'une lésion plus ou moins ancienne du cœur. Dans la thèse de M. Foucart, il y a un certain nombre d'observations de ce genre. Dans une autopsie, M. le docteur Goguel a constaté une péricardite sèche, aiguë, d'origine récente. M. le docteur Chaillou, de Tourny, rapporte un fait du même genre. Dans une autre autopsie, M. le docteur Houcolle a constaté un état graisseux du cœur.

Dans d'autres cas, on a affaire à des malades déjà très affaiblis, qu'on a malheureusement trop souvent laissé s'épuiser par une temporisation intempestive. Chez ces malades, la délibitation de l'économie peut devenir le point de départ d'un arrêt du cœur, arrêt définitif, mortel, soit par suite d'une lésion préexistante de l'organe, soit par suite de l'affaiblissement extrême de l'opéré. A côté de ces faits, il y en a d'autres ou une aspiration mal faite a provoqué une terminaison fatale, ce sont ces morts subites par asphyxie, par congestion et œdèmes pulmonaires.

Voilà un malade qui a un épanchement abondant, depuis plusieurs jours le cœur et les vaisseaux pulmonaires sont déviés, le poumon est aplati, refoulé contre la colonne vertébrale, la circulation s'y fait mal, l'air n'y pénètre plus. Le poumon du côté opposé est lui-même le siège de lésions plus ou moins graves, plus ou moins étendues (tuberculisation, pneumonie, bronchite). Par une aspiration brusque, rapide, on change en un instant la face des choses; le poumon, débarrassé de cette masse liquide qui le gênait, tend à reprendre rapidement sa place primitive, l'air pénètre en abondance dans les alvéoles pulmonaires, le sang afflue dans le système circulatoire central. Quoi de surprenant si un changement pareil et aussi rapide entraîne parfois des accidents mortels. Le poumon malade, affaibli par une longue compression, manque de résistance, s'enflamme et se congestionne. Le champ de surface respiratoire peut être brusquement supprimé dans une grande étendue, d'où une asphyxie capable de devenir subitement mortelle. Souvent aussi, sous l'influence de la compression, des concrétions sanguines se sont formées, soit dans l'artère, soit dans les veines pulmonaires, l'évacuation rapide du liquide provoque leur déplacement, donne naissance à des accidents emboliques et détermine encore des morts subites. Enfin, ne faut-il pas non plus incriminer l'anémie cérébrale à la suite de cet afflux insolite de sang du côté du poumon et du cœur.

Pour prévenir tous ces accidents dans la mesure du possible, il faut pratiquer l'aspiration avec prudence suivant des règles bien définies.

« Il ne suffit pas de faire le vide, dit M. le professeur Dieulafoy, dans son *Traité de pathologie interne*, il faut savoir le manier. »

Il est incontestable que la plupart du temps les accidents sont dus à une aspiration trop rapide, on ôte trop vite une grande quantité de liquide, on ne laisse pas au poumon et au cœur le temps de s'habituer à ce nouvel état de choses. Il est donc de toute nécessité de retirer lentement le liquide qui doit sortir, non pas en jet, mais

bien goutte à goutte. Et cela, on y arrive très facilement en se servant d'un petit trocart qui ne permet
qu'un écoulement lent, en surveillant avec soin le jeu
des robinets qu'on n'ouvre qu'à demi, en ne faisant que
le vide nécessaire pour aspirer peu à peu le liquide
dans le flacon récepteur. Si, à un moment donné, l'é-
coulement s'arrête, quoi de plus simple que de fermer
le robinet qui met en communication avec la plèvre et
de donner quelques coups de piston pour refaire le vide
nécessaire. Si le malade tousse, se plaint de souffrir
dans le côté, on arrête l'écoulement du liquide pendant
quelques instants ; si la gêne persiste, on retire le trocart. M. Dieulafoy pense qu'il ne faut jamais retirer
plus d'un litre de liquide à chaque séance. Je ne vois
pas très bien quel peut être l'avantage de cette méthode.
Il me semble, au contraire, qu'il y a tout intérêt à sous-
traire autant que possible le poumon à cette gêne per-
manente que lui occasionne l'épanchement. Les accidents proviennent surtout d'une évacuation rapide ; si
on s'entoure de précautions, si le liquide épanché sort
goutte à goutte, de leur côté l'air et le sang ne péné-
trent que petit à petit dans les espaces qu'ils avaient
abandonnés, il n'y a plus de ces à-coup brusques qui
entraînent à leur suite des congestions, des œdèmes
mortels.

Je ne puis rapporter ici d'observation personnelle
sur les accidents de la thoracentèse, je n'en ai jamais
vu. J'ai assisté, pendant mon stage à la Charité, à un
certain nombre de thoracentèses ; quelquefois seulement, j'ai vu pendant l'opération le malade pris de

quinte de toux et éprouvant une. vive douleur dans le
côté; on arrêtait l'écoulement du liquide d'abord momentanément, puis, si les accidents se prolongeaient,
on retirait le trocart, remettant au lendemain une nouvelle ponction : au bout de quelques instants, le malaise
passager ne tardait pas à disparaitre, la toux cessait et
avec elle la douleur de côté.

Je ne puis terminer cette étude sans parler ici d'un
incident qui se produit quelquefois lorsqu'on pratique
la thoracentèse, je veux parler de la ponction blanche,
sans issue de liquide. J'ai été témoin d'un fait de ce
genre.

OBSERVATION PERSONNELLE

Le 15 mars 1888, un homme âgé de quarante ans
entrait à l'hôpital de la Charité, salle Laënnec, n° 7, se
plaignant de tousser depuis un certain temps et éprouvant une vive douleur dans le côté gauche. M. le docteur Desnos, chef du service, l'examine le lendemain à
sa visite et constate une pleurésie gauche avec épanchement assez abondant. Les vibrations thoraciques sont
abolies dans presque toute l'étendue de la poitrine du
côté gauche; il y a de la matité et absence de murmure
vésiculaire dans la même étendue; le cœur est refoulé à
droite. En présence de ces symptômes, la thoracentèse
est décidée, et M. Alcindor, interne du service pra-

tique, après la visite, cette opération, en se servant de
l'aiguille n° 2, de l'aspirateur Potain avec canule ordinaire.

L'introduction du trocart fut assez pénible, la paroi
thoracique était très épaisse et il fallut user de force,
en même temps que d'adresse, pour pénétrer dans la
plèvre et ne pas aller butter contre la côte. La communication fut ensuite établie avec le flacon récepteur, où
le vide avait été fait au préalable; mais, à notre grande
surprise, au moment où on comptait retirer une assez
grande quantité de liquide, ainsi que l'avait fait pré-
sager l'examen clinique du malade, on recueillait à
peine quelques gouttes de sérosité. M. Alcindor pensa
alors que quelque fausse membrane était venue boucher l'extrémité de la canule; il voulut rétablir la communication se servant du refouloir. Insuccès. Il pensa
ensuite à l'insuffisance du vide dans l'appareil aspirateur, il fit pratiquer de nouveau le vide dans le flacon
récepteur à l'aide de la pompe, même insuccès. Finalement, pensant que peut-être l'extrémité de la canule
était venue butter soit contre une lame de poumon,
soit contre une adhérence, il retira d'abord peu à peu
la canule, puis la renfonça davantage, dirigeant son
extrémité tantôt en haut, tantôt en bas, tantôt en avant,
tantôt en arrière, l'insuccès fut le même. A ce moment,
le malade, déjà fatigué par toutes ces tentatives infruc-
tueuses, fut pris de frissons, devint pâle, se mit à
tousser et éprouva une douleur pongitive dans le côté.
M. Alcindor retira alors la canule, redoutant une syncope et quelque accident grave. Le lendemain, la plèvre

fut ponctionnée de nouveau dans un point voisin. et, cette fois, on retira, avec la plus grande facilité, un litre de liquide jaune citron. J'ai toujours pensé que, sans doute, lors de la première ponction, un débris de fausse membrane, poussé par la pression intra-thoracique, était venu coiffer, à la manière d'un doigt de gant, l'extrémité de la canule et s'était laissé déprimer facilement par l'extrémité du refouloir sans changer de place.

En présence de faits de ce genre, on comprend tout l'avantage qu'on peut retirer de l'ingénieuse modification apportée par M. le professeur Laboulbène à la canule de l'aspirateur Potain.

La canule dont se sert M. Laboulbène est pourvue d'une fente latérale avec deux yeux latéraux ; elle permet plus facilement l'écoulement du liquide. L'extrémité de la canule peut être bouchée par un débris de fausse membrane qui ne cède pas sous la pression du refouloir, le liquide pourra toujours, grâce à cet artifice, s'écouler par le côté.

J'ajouterai plus; il me semble que le perfectionnement serait encore plus grand en mettant des yeux latéraux de chaque côté; de cette façon, si les uns venaient à se boucher, ceux de l'autre côté pourraient les suppléer et ainsi l'écoulement du liquide ne serait pas interrompu.

CONCLUSIONS

———

— Après avoir été pendant longtemps une opération
d'exception, la thoracentèse est entrée aujourd'hui dans
le domaine de la pratique journalière, grâce aux mer-
veilleux appareils aspirateurs de MM. Potain et Dieulafoy.

— Cette opération est indiscutable chaque fois qu'il
y a chez un pleurétique : menace d'asphyxie, menace
de syncope. Elle est également d'une urgence absolue
toutes les fois qu'il y a épanchement abondant, déviation du cœur. Elle peut être différée pendant quelques
jours dans les épanchements peu abondants ; toutefois
il serait dangereux de s'attarder trop longtemps aux
moyens médicaux, qui sont tous d'une efficacité plus
que douteuse ; même dans ces cas, la thoracentèse
est encore le meilleur mode de traitement.

— Bien que consistant en une simple piqûre de la paroi thoracique, la thoracentèse doit être pratiquée avec une antiseptie des plus rigoureuses, afin d'éviter autant que possible la transformation purulente de l'épanchement.

— Des accidents de la thoracentèse, deux sont graves et quelquefois mortels : ce sont la congestion pulmonaire et la syncope.

— Se servir d'un petit trocart, vider lentement la plèvre, suspendre et au besoin arrêter l'opération dès que le malade se sent trop gêné, telles sont les règles dont tout opérateur consciencieux ne doit pas se départir.

INDEX BIBLIOGRAPHIQUE

1856. H. LANDOUZY. (Diagnostic de la pleurésie et Indications de la thoracentèse.) In Archives générales de médecine, novembre et décembre 1855. Tome VIII, page 513.

1867. MOUTARD-MARTIN. (Indications de la thoracentèse.) In Gazette des hôpitaux, n° 46, jeudi, 18 avril, page 181.

1871. E. BOUCHUT. De la Thoracentèse par succion dans la pleurésie purulente et dans l'hydro-pneumo-thorax.) In Gazette des hôpitaux, année 1871, n° 127, page 505; n° 129, page 513.

1872. E. LIGEROT. (Résumé sur la thoracentèse.) Thèse pour le doctorat, Faculté de médecine de Paris, n° 364.

1873. BÉHIER et LIOUVILLE. (Mort rapide par œdème aigu du poumon à la suite de la thoracentèse.) In Mémoires de la Société de biologie. Séance du 7 juin 1873, page 230.

1873. DUMONT-PALLIER. (Thoracentèse, mort subite pour œdème aigu des poumons à la suite de la thoracentèse.) In Mémoires de la Société de biologie. Séance du 7 juin 1873, page 234.

1873. O. TERRILLON. (De l'Expectoration albumineuse.) Thèse pour le doctorat en médecine, Faculté de médecine de Paris, année 1873, tome XIX, n° 93.

1873. DIEULAFOY. (L'Aspiration des liquides morbides.) Méthode de diagnostic et de traitement : Pleurésies, péricardites, kystes du foie, hydarthrose, rétention d'urine. Ouvrage couronné par l'Institut, prix Montyon 1873.

1873. CASTIAUX. (Méthode aspiratrice). Thèse pour le doctorat en médecine, Faculté de médecine de Paris, année 1873, tome III, n° 13.

1875. E.-J. FOUCART. (De la Mort subite ou rapide après la thoracentèse.) Thèse pour le doctorat en médecine, Faculté de médecine de Paris, année 1875, tome IX, n° 418.

1875. LEGROUX. (Mort subite après la thoracentèse.) In Gazette des hôpitaux, jeudi 29 juillet 1875, n° 88, page 702.

1875. BESNIER (Ernest). (Note sur un cas de mort subite par syncope survenue pendant l'opération de la thoracentèse.) In Mémoires de la Société médicale des hôpitaux de Paris, page 24.

1876. LEREBOULLET. (De quelques accidents qui peuvent survenir après la thoracentèse à l'occasion du discours à la Société médicale des hôpitaux.) In Gazette hebdomadaire de médecine et de chirurgie n° 6, année 1876, page 81.

1876. Dr F. DE RAUX. (Mort subite dans la thoracentèse.) In Gazette médicale de Paris, année 1876, n° 1, page 2.

1876. DESNOS. (De quelques Accidents graves qui peuvent survenir au cours ou à la suite d'opérations pratiquées sur la plèvre.) In Gazette médicale de Paris, année 1876, n° 10, page 109; n° 13, page 145; n° 20, page 220

1877. TROUSSEAU. (Clinique médicale de l'Hôtel-Dieu.) Cinquième édition publiée par les soins de M. Michel Peter, tome I, 1877, paracentèse de la poitrine, page 744.

1878. LABOULBÈNE. (Quelques Modifications apportées à l'appareil aspirateur de M. le professeur Potain.) In Bulletin général de thérapeutique, année 1878, page 241.

1878. TROUSSAINT. (De la Thoracentèse dans la pleurésie franche.) Thèse pour le doctorat en médecine, Faculté de médecine de Paris 1878, n° 107, tome XVII.

1880. DIEULAFOY. (Nouveau Dictionnaire de médecine et chirurgie pratiques.) Directeur : M. le docteur Jaccoud 1880, tome XXVIII (PIL-POI), article Poitrine-Thoracentèse.

1880. POTAIN. (De la Thoracentèse.) In Gazette des hôpitaux, année 1880, jeudi 21 octobre 1880, page 977.

1884. POTAIN. (Pleurésie et Thoracentèse.) In Gazette des hôpitaux, année 1884, n° 84, page 665.

1885. GOURRICHON. (Traitement des pleurésies par la ponction et les pointes de feu.) Thèse pour le doctorat en médecine, Faculté de médecine de Paris, année 1885, n° 70.

1885. DIEULAFOY. (Traité de pathologie interne.) Tome I, deuxième édition, 1885, article Thoracentèse, page 221.

1886. TRIPIER (R.), de Lyon. (De la Fluctuation dans les épanchements pleurétiques.) Lyon médical, 3 octobre 1886, tome III, page 148.

1888. TERRILLON. (Clinique chirurgicale, hôpital de la Salpêtrière. Progrès médical, 1888, 2° série, tome VIII, 12 mai.

1883. V. WIDAL. (Dictionnaire encyclopédique des sciences médicales.) Directeurs : A. Dechambre, 1864-1885, L. Lereboullet depuis 1883, 2ᵉ série, tome XXVI (PLA-POU), article pleurésie V. Widal, page 12.

1888. BOUVERET (L.), de Lyon. (Traité de l'empyème.) J.-B. Baillière et fils, éditeurs, pages 43, 54 (1888.

1889. HUE (J.-B.. (Signes physiques de la pleurésie, leur valeur séméiotique.) Thèse pour le doctorat en médecine, Faculté de médecine de Paris, nᵒ 396, année 1889.

Vu : *Par le doyen,*   *Le président de thèse,*

P. BROUARDEL.   LABOULBÈNE.

Vu et permis d'imprimer :

Le vice-recteur de l'Académie de Paris.

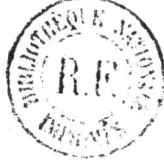

GRÉARD.

Paris. — Imprimerie Nouvelle (association ouvrière), 11, rue Cadet. — R. Barré, dir. — 783-99